AF466861

ÉTUDE

SUR LE

TRAITEMENT DE L'ASTHME SEC

AU MONT-DORE

PAR

Le Dr Joseph CAZALIS

Ancien interne lauréat des hôpitaux de Paris,
Lauréat de la Faculté de médecine de Paris,
Membre titulaire de la Société d'hydrologie médicale de Paris,
Inspecteur-adjoint aux bains du Mont-Dore,
Médecin à Cannes (Alpes-Maritimes).

PARIS
A. PARENT, IMPRIMEUR DE LA FACULTÉ DE MÉDECINE
A. DAVY, successeur
52, RUE MADAME ET RUE MONSIEUR-LE-PRINCE, 14.

1883

ÉTUDE

SUR LE

TRAITEMENT DE L'ASTHME SEC

AU MONT-DORE

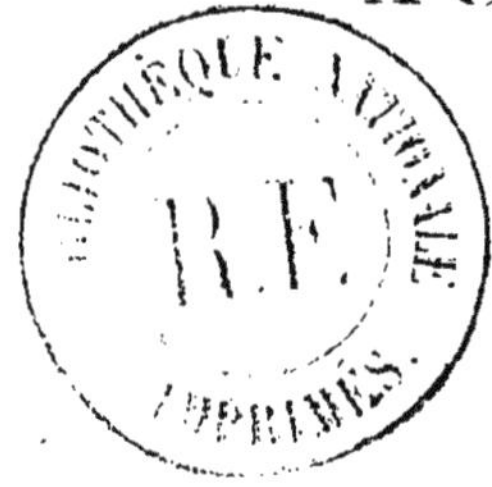

PAR

Le Dr Joseph CAZALIS

Ancien interne lauréat des hôpitaux de Paris,
Lauréat de la Faculté de médecine de Paris,
Membre titulaire de la Société d'hydrologie médicale de Paris.
Inspecteur-adjoint aux bains du Mont-Dore,
Médecin à Cannes (Alpes-Maritimes).

PARIS
A. PARENT, IMPRIMEUR DE LA FACULTÉ DE MÉDECINE
A. DAVY, successeur
52, RUE MADAME ET RUE MONSIEUR-LE-PRINCE, 14.

1883

ÉTUDE

SUR LE TRAITEMENT

DE L'ASTHME SEC

AU MONT-DORE

Si on parcourt les ouvrages que des auteurs recommandables ont écrits à une époque antérieure sur les eaux du Mont-Dore et leurs effets, on remarque une contradiction réelle entre certaines de leurs assertions et les résultats qu'obtiennent actuellement les médecins de cette station thermale dans une maladie toute spéciale : je veux parler de l'*asthme nerveux*.

En effet, il est connu de tous que ces eaux ont une action réellement curative dans cette affection, et on lit au contraire dans certains traités médicaux que les eaux du Mont-Dore ne guérissent pas ou guérissent avec peine l'asthme nerveux. Si nous consultons le livre de Michel Bertrand au chapitre *des névroses de la respiration*, nous trouvons que trois propositions le terminent, et la première est celle-ci : « Les eaux du Mont-d'Or (*sic*) n'améliorent pas l'état des personnes atteintes de dyspnée nerveuse ou asthme convulsif. » La seconde proposition indique au contraire qu'elles produisent de bons effets dans l'asthme humide.

Les nombreux auteurs qui ont écrit sur le même sujet après Michel Bertrand ne sont pas aussi précis que notre premier Inspecteur ; ils ne disent pas que l'asthme nerveux ne soit pas amélioré par les eaux du Mont-Dore ; mais ils semblent admettre difficilement que ces eaux guérissent réellement cette maladie. C'est ainsi que Boudant a écrit dans le chapitre consacré à l'asthme de son ouvrage sur les eaux du Mont-Dore, que les malades atteints de dyspnée asthmatique y trouvent toujours du soulagement, et quelquefois seulement la guérison. Certes, je ne veux pas dire que tous les malades atteints d'asthme nerveux qui viendront au Mont-Dore seront certainement guéris ; mais il m'est permis d'avancer, d'après les résultats de ma pratique personnelle, comme de celle de mes confrères, que le nombre des malades guéris est plus considérable qu'on pourrait le croire, après la lecture de certains ouvrages écrits par des médecins du Mont-Dore.

Il m'a paru que la raison de la différence des opinions sur la curabilité de l'asthme nerveux à notre station thermale pouvait être en grande partie trouvée dans la manière dont le traitement était dirigé. Au temps de Michel Bertrand, et surtout au début de sa pratique, les moyens mis le plus souvent en action étaient les bains *hyperthermaux*, et une tradition certaine bien conservée dans le pays nous enseigne que ce grand médecin était très peu satisfait des résultats obtenus dans l'asthme par cette médication. La plupart des malades étaient pris d'accès pendant le cours du traitement, et l'amélioration ne se montrait pas à la suite. C'est même sous l'influence de ces fâcheux accidents que Michel Bertrand écrivit que les eaux n'amélioraient pas l'état des personnes atteintes d'asthme convulsif. Lorsqu'il fut mort, et que son fils, M. Pierre Bertrand eut quitté le Mont-Dore, les médecins qui leur succédèrent adoptèrent généralement l'habitude de donner à leurs malades des bains *tempérés*, en grand nombre, de commencer l'usage de ces bains dès les premiers jours et de les continuer jusqu'au bout de la cure, sans préjudice des séances d'inhalation, de la boisson, des bains de pieds, etc. Or, les asthmatiques supportent mal les bains tempérés d'eau douce; comment supporteraient-ils des bains d'une eau minérale qui oppressent souvent ceux qui en usent n'étant pas asthmatiques ? Les médecins qui exercent au Mont-Dore ordonnent peu de bains entiers; la plupart ne prescrivent que des demi-bains dans lesquels l'eau atteint à peu près l'appendice xiphoïde, et cela parce que beaucoup de malades, même non asthmatiques, se plaignent d'oppression dans les grands bains. A plus forte raison les asthmatiques ressentiront de la dyspnée, s'ils sont soumis à cette pratique.

Dans la séance de la Société d'Hydrologie du 20 mars 1882, M. Emond, médecin distingué du Mont-Dore, présenta un certain nombre d'observations d'asthmatiques guéris ou très améliorés après des cures dans lesquelles les demi-bains à 44°, de dix et même de douze minutes de durée, constituaient une part importante du traitement. M. Durand-Fardel, à la suite de cette lecture, félicita l'auteur de revenir à la pratique de Michel Bertrand, c'est-à-dire à l'usage des demi-bains hyperthermaux trop abandonnés, dit-il, au Mont-Dore. J'avoue que j'eus beaucoup de peine à concilier l'opinion de M. Durand-Fardel, je ne dis pas avec mes observations personnelles, mais avec cette phrase bien nette de

Michel Bertrand, alors qu'il employait les bains hyperthermaux du Pavillon dans le traitement de l'asthme : « Les eaux du Mont-Dore n'améliorent pas l'état des personnes atteintes de dyspnée nerveuse ou asthme convulsif. » Il est évident qu'il y avait contradiction formelle entre l'affirmation de Bertrand et les assertions de M. Durand-Fardel.

Donc l'action curative des bains, soit tempérés, soit hyperthermaux, dans le traitement de l'asthme nerveux, est niée par les uns, affirmée ou acceptée par les autres. Il n'en est pas de même de celle des *inhalations* de vapeur ; tout le monde la reconnaît. On a raconté qu'un malade asthmatique avait été renvoyé du Mont-Dore par Michel Bertrand qui ne voulait pas lui faire commencer un traitement dont il n'augurait rien de bon ; ce malade refusa de quitter une station qui lui offrait le dernier espoir d'une guérison que tout autre traitement essayé avait fait croire impossible. Soumis au régime ordinaire des eaux, aux bains pris avec mesure, il fut bientôt en proie à une aggravation de son mal, et le médecin insista davantage encore pour qu'une cure funeste ne fût pas continuée. Le malade s'entêta, resta, mais au lieu de prendre des bains, il s'installa près des sources, respira les émanations qui s'en échappaient, et en ressentit un grand soulagement. Michel Bertrand frappé de ce fait fit respirer à ce malade la vapeur fournie par une douche qui se brisait sur une planche, et le résultat fut tellement heureux qu'il se hâta de soumettre au même traitement les autres asthmatiques qui vinrent se remettre entre ses mains. Plus tard, il fit construire des salles spéciales où la vapeur de l'eau thermale arrivait dans des conditions déterminées, et qui furent le commencement de notre Établissement actuel des vapeurs.

Comme cette histoire est encore racontée ailleurs sous une autre forme, je résolus de remonter aux sources mêmes pour connaître sur ce point la vérité, et en même temps apprendre quelle était l'opinion réelle de Michel Bertrand sur l'action des eaux du Mont-Dore sur l'asthme nerveux.

Je profitai de la présence dans le département du Puy-de-Dôme de M. le docteur Pierre Bertrand, qui assista son illustre père pendant de longues années, pour me rendre auprès de lui et le prier de vouloir bien m'éclairer sur les points qui me semblaient douteux. M. Pierre Bertrand voulutbien répondre à mesquestions, et voici le résultat de notre conversation : Michel Bertrand a écrit la dernière édition de son livre en 1823; l'opinion qu'il exprimait alors sur la valeur de ses eaux dans le traitement de l'asthme a été modifiée bientôt après.

Un malade souffrant d'une arthropathie du genou avait été soumis par lui à l'usage des douches sur cette articulation. Les douches donnaient lieu à une vapeur abondante. Ce malade était de plus asthmatique; il observa que sa dyspnée était soulagée à la fin de la douche, quand il avait aspiré pendant un certain temps la vapeur qui s'en exhalait. Il fit part du fait à son médecin qui s'en empara de suite, l'expérimenta, se convainquit de la réalité de l'action de cette vapeur sur les asthmatiques et finit par faire construire les premières salles où les malades purent respirer les vapeurs. Tel est, suivant M. Pierre Bertrand, l'historique de la découverte de l'action bienfaisante de la vapeur d'eau du Mont-Dore dans l'asthme.

Quant au traitement de cette affection, Michel Berrand faisait ordinairement usage de l'eau prise en boisson, des séances d'inhalation et des bains de pieds ; il y joignait souvent des demi-bains, à température plutôt élevée, pris dans les cuves du Pavillon, mais ne durant pas plus de 4, 5, 6 minutes au plus ; il ne donnait ces bains que dans les cas où le catarrhe était important, ou la congestion pulmonaire accentuée. Il ne donnait jamais de douche. On voit que ce traitement ne ressemblait pas à ceux qu'on voit employés dans l'édition dernière de son ouvrage; et que la découverte de l'action des vapeurs avait modifié l'opinion et la pratique de ce grand médecin.

Tels sont les faits que je puis mettre en évidence et affirmer, grâce à la bienveillance de M. Pierre Bertrand; ce dont je lui adresse ici l'expression de ma gratitude. Ils prouvent nettement que l'opinion exprimée par son père jusqu'en 1823 s'est modifiée par la suite, mais ne s'est modifiée que lorsqu'il a pu traiter et guérir les asthmatiques par l'usage des inhalations de vapeur.

Je vais essayer de rechercher par quel mécanisme les eaux et surtout les vapeurs du Mont-Dore peuvent diminuer la dyspnée asthmatique; je ne me dissimule pas que les explications que je puis donner sont attaquables, mais je me flatte qu'elles renferment quelque chose de vrai.

Avant tout, je prendrai la liberté d'exposer en quelques mots la nature de la maladie qui nous occupe en ce moment, quoique certains détails de la question aient été et soient encore discutés.

Dans le dictionnaire de Jaccoud, M. Germain Sée définit l'asthme une maladie chronique composée de trois éléments : une dyspnée intermittente spéciale, une exsudation bronchique, de l'emphysème secondaire. De ces trois éléments un seul est caractéristique, la dyspnée. L'emphysème est toujours secondaire, par conséquent ne doit pas être considéré comme la partie essentielle de la maladie. D'ailleurs, beaucoup d'asthmatiques au début ne sont pas emphysémateux, ou ne le sont que pendant l'accès, l'emphysème disparaissant immédiatement après.

Le catarrhe bronchique existe chez tous les asthmatiques, mais il revêt des formes bien différentes ; chez les uns il se manifeste par d'abondantes expectorations plus ou moins filantes ou mousseuses, transparentes ou opaques, verdâtres ou blanchâtres, ou d'un gris perlé. Chez les autres, il ne se traduit que par un petit nombre de crachats durs, adhérents, grisâtres. Ces apparences diverses sont en rapport avec l'âge de la maladie, avec sa cause et sa nature, avec le degré d'emphysème ou de bronchite qui accompagne la dyspnée. En effet, un malade atteint d'asthme pour la première fois rejette généralement à la fin des accès de rares crachats arrondis, petits, visqueux, d'un gris plus ou moins verdâtre ; plus tard, à mesure que se développent de l'emphysème et un catarrhe habituel, l'expectoration devient abondante, plus liquide, quelquefois mousseuse, assez adhérente encore, ordinairement peu colorée; enfin quand l'emphysème et la bronchite chronique sont fortement accusés, les crachats ne diffèrent pas de ceux du catarrhe simple, et réellement le catarrhe domine la scène; l'asthme réel, la dyspnée nerveuse, perd de son acuité, tandis que la dyspnée habituelle, continuelle de l'emphysème, due à l'insuffisance de l'hématose, à la gêne de la circulation pulmonaire, devient prépondérante.

Il est cependant des cas dans lesquels l'expectoration est abondante dès les premiers accès, où l'asthme est humide dès le principe. Je ne parle pas ici de ceux dans lesquels l'asthme survient secondairement après l'emphysème et la bronchite chronique, ce qui s'observe quelquefois; dans les faits de ce genre, à la dyspnée non paroxystique de l'emphysème s'ajoute par moments la dyspnée plus intense, subite, nerveuse de l'asthme. Mais il ne s'agit plus alors de l'entité morbide à laquelle on attache ce nom; ce n'est plus de l'asthme, c'est du catarrhe, de l'emphysème, auxquels s'ajoutent quelques accès de dyspnée asthmatique. Je veux parler de ces cas assez rares chez l'adulte, fréquents chez les enfants, car j'en ai observé un nombre relativement grand au Mont-Dore, où l'asthme succède à de l'eczéma impétigineux disparu. Je n'ai pas ici l'intention de discuter la question des métastases, des maladies de la peau transportées dans les bronches, je me heurterais à des convictions opposées et autorisées; mais je constaterai avec plusieurs bons observateurs que beaucoup de jeunes enfants deviennent asthmatiques après avoir guéri d'un eczéma, et que ces enfants, pourvu qu'ils ne soient pas du premier âge, crachent abondamment dès leurs premiers accès, ou, s'ils ne crachent pas, avalent manifestement d'abondantes mucosités.

En résumé, le catarrhe dans l'asthme peut présenter toutes les formes, par conséquent n'est pas l'élément principal de l'affection qui nous occupe. Reste donc la dyspnée, qui est toujours la même dans sa forme, tout en variant dans son intensité. Trousseau insiste fortement sur la forme de cette dyspnée qui la différencie de toutes les autres, qui imprime un cachet spécial à la maladie même; il montre qu'elle n'est pas en rapport avec l'apparence et l'abondance de l'expectoration; j'ajouterai que les asthmatiques qui n'ont d'accès que depuis peu de temps ont, en général, des crises violentes de dyspnée, suivies d'une expectoration rare, tandis que ceux qui sont éprouvés de ce mal depuis longtemps ont une expectoration abondante et, le plus souvent, des accès d'oppression modérés. Trousseau se basait sur la quantité souvent minime des crachats perlés, qui ne doivent oblitérer qu'un petit nombre de bronches, pour combattre la théorie de Beau qui expliquait la dyspnée par le catarrhe chronique des petites bronches ; il faisait remarquer que dans plusieurs affections pulmonaires il y avait beaucoup plus de bronches oblitérées, et qu'alors cependant la dyspnée n'était ni aussi forte, ni aussi subite.

Cette hypothèse de Beau, celle de la congestion subite de Bretonneau, celles aussi de l'emphysème primitif de Louis, de la maladie du cœur primitive de Rostan, comme cause de la dyspnée asthmatique, sont écartées maintenant ; tout le monde s'accorde à reconnaître dans l'accès d'asthme un *phénomène nerveux*. Mais tandis que Trousseau admet que l'oppression est produite par le spasme des muscles de Reissessen, M. Sée pense que la dyspnée résulte d'une contraction tétaniforme ordinairement réflexe des muscles inspirateurs, et surtout du diaphragme. Les auteurs anciens qui admettaient la nature spasmodique de l'asthme, tels que Van Helmont, Willis, Boerhaave, Cullen sont de la seconde opinion. Il faut dire que l'existence des muscles des bronches n'a été absolument démontrée que bien postérieurement. Nous devons donc nous en tenir à cette proposition que l'asthme a pour caractéristique une dyspnée spéciale due à un spasme musculaire ; mais le siège de ce spasme n'est pas encore tout-à fait fixé.

Il n'est pas défendu d'aller plus loin encore dans les

recherches étiologiques à propos de cette affection, et ici nous nous trouvons en face de l'opinion de deux grands médecins : Trousseau, et mon excellent maître, M. Noël Gueneau de Mussy. Le premier dit : « C'est une névrose, et j'ajouterai pour définir son espèce, c'est une névrose diathésique, c'est-à-dire qu'il est très rare que cette affection ne se lie pas à l'existence d'une diathèse. » Le second (1) est aussi affirmatif et déclare que l'asthme est une manifestation de la diathèse arthritique ; sans doute on voit des asthmatiqnes qui présentaient avant d'avoir des accès, ou en même temps que ces accès mêmes, des manifestations herpétiques. Mais M. Gueneau de Mussy n'est pas éloigné de croire que ce qu'on appelle herpétisme n'est que de l'arthritisme dégénéré en passant d'une génération à une autre. Pour Trousseau, les dartres, les affections rhumatismales, la goutte, la gravelle, les hémorrhoïdes, la migraine et l'asthme, expressions différentes d'une même diathèse, peuvent se remplacer les unes par les autres. Le rôle étiologique des diathèses est aussi admis par M. Sée, quoique dans une moindre mesure ; cet auteur avance que l'altération du centre nerveux respiratoire, cause matérielle de la dyspnée asthmatique, peut être due à une modification du sang ou à un vice constitutionnel de la nutrition des tissus, comme la goutte ou la dartre. Mais, pour lui, la dartre agit le plus souvent en déterminant un catarrhe bronchique par affection directe de la muqueuse, et c'est ce qui arrive très souvent chez les enfants. C'est se rapprocher de l'opinion de Duclos, de Tours, qui estime que dans l'asthme humide il se fait sur la membrane muqueuse pulmonaire une poussée

(1) *Clinique médicale*, t. I, p. 377.

eczémateuse analogue à celle que nous voyons si souvent sur d'autres membranes muqueuses ou sur la peau.

Une fois bien établi ce qui précède, que la caractéristique de l'asthme est la *dyspnée spéciale*, toujours la même dans ses caractères; que l'emphysème et le catarrhe concomitants sont des éléments moins nécessaires ; que l'asthme est toujours ou presque toujours une affection diathésique, il est intéressant de rechercher comment l'eau du Mont-Dore agit sur l'asthme. Il faut d'abord connaître avec précision sa composition.

Ce fut en 1810 que Michel Bertrand publia la première analyse sérieuse du l'eau de Mont-Dore ; elle est nécessairement incomplète. En 1848, Chevalier et Gobley annoncèrent que l'eau de la source de la Madeleine contenait de l'arsenic. M. Pierre Bertrand en 1850 et 1852 trouva ce corps dans les dépôts que les eaux laissent dans les puits de captage. En 1852, Thénard dosa la quantité d'arsenic, et obtint de 38 litres d'eau 0,0172 dix-milligrammes de ce métalloïde; il supposait qu'il se trouvait dans l'eau à l'état d'arséniate neutre de soude.

En 1862, M. Jules Lefort publia dans le tome VIII des Annales de la Société d'hydrologie l'analyse des sources du Mont-Dore faite de la manière la plus minutieuse. Je donne ici les résultats de l'analyse des trois sources les plus importantes.

	Madeleine.	*César.*	*Ramond.*
Acide carbonique...... .	1.0023	1.2482	1.1194
— chlorhydrique....	0.2286	0.2226	0.2217
— iodhydrique..... — fluorhydrique...	traces.	traces.	traces.
— sulfurique.......	0.0439	0.0425	0.0414
— arsénique...... ..	0.00062	0.00062	0.00062

Acide silicique.........	0.1654	0.1552	0.1550
— borique..........	traces.	traces.	traces.
Soude................	0.4517	0.4494	0.4441
Potasse..............	0.0161	0.0117	0.0111
Oxyde de rubidium... Oxyde de cæsium.... Lithine..............	indices.	indices.	indices.
Chaux...............	0.1279	0.1195	0.1069
Magnésie.............	0.0561	0.0533	0.0536
Oxyde de fer..........	0.0092	0.0115	0.0141
— de manganèse....	indices.	indices.	indices.
Matières organiques.....	traces.	traces.	traces.

Depuis cette époque, on a dosé la lithine et l'iode.

Comme l'inhalation de la vapeur d'eau du Mont-Dore joue un grand rôle dans le traitement de l'asthme, je rappellerai que M. Lefort en a fait l'analyse en 1861 d'une manière aussi complète que magistrale. Il a constaté la présence du gaz acide carbonique, des chlorures alcalins, de la chaux, de la magnésie, de l'arsenic. Ce dernier corps, dont la présence dans ces vapeurs a une importance considérable, y existe dans une proportion sensible, mais qu'il est impossible de déterminer avec précision. Elle est du reste variable ; on a étudié les conditions dans lesquelles elle était la plus considérable, et il a été dit que l'arsenic semblait être uni non pas à la vapeur même, mais à des gouttelettes d'eau extrêmement ténues qui étaient produites par le bouillonnement de l'eau dans les chaudières, et emportées par le courant ascendant de la vapeur produite. Cette explication ne me satisfait pas complètement ; car, d'une part, M. Lefort dans ses expériences sur les vapeurs du Mont-Dore s'est attaché à ne pas recueillir l'eau des gouttelettes ; d'autre part, l'arsenic étant par lui-même assez volatil doit se vaporiser à une température qui dépasse

100°, car l'eau est chauffée sous une pression de deux atmosphères. Quoi qu'il en soit, la présence du précieux métalloïde dans les vapeurs des salles d'inhalation du Mont-Dore est un fait prouvé par les expériences chimiques les plus précises et qu'on trouvera dans le tome VIII des Annales de la Société d'hydrologie, 1861-1862.

Nous connaissons maintenant la composition chimique du médicament, examinons son action physiologique et physique sur l'organisme humain.

L'eau du Mont-Dore, si faiblement minéralisée, est très irritante, je dirai même que cette action prolongée est destructive de certaines matières. C'est ainsi que toutes les ferrures de nos cabinets de bains, que l'émail de nos baignoires, que les peintures de l'Etablissement sont rapidement attaqués par l'eau et la vapeur d'eau. On se plaint vivement de l'apparence malpropre de notre Etablissement, et on a tort le plus souvent, car cet aspect gris, jaune, sale en un mot, de nos ferrures, de nos baignoires, vient en grande partie de l'usure produite par l'eau ou la vapeur.

Cette eau cause à la peau une irritation marquée, qui croît en proportion de la température qu'elle possède. Les bains du Pavillon, qui ont de 43° à 45°, amènent au bout de quelques minutes une rougeur intense, une sensation de brulûre mordicante qui n'est nullement en rapport avec la température de l'eau. Il est difficile de rester dans ces baignoires plus que quelques minutes, à moins de présenter une remarquable absence d'impressionnabilité.

Les bains à température modérée offrent les mêmes effets irritants, mais atténués ; la transpiration quelquefois la plus abondante est l'effet de cette excitation locale, et souvent des maladies de la peau, des pustules d'ecthyma, des furoncles, un eczéma aigu viennent attester la nature irritante du contact de nos eaux.

Cet effet est aussi bien marqué sur les muqueuses avec lesquelles l'eau est mise en contact. Les irrigations nasales sont pénibles à supporter pour beaucoup de malades, et si on a affaire à des personnes tant soit peu susceptibles, on verra rapidement se produire sous leur influence un coryza aigu à forme congestive. Il en est de même de la muqueuse du pharynx qui s'enflamme souvent rapidement sous l'influence des irrigations et pulvérisations pharyngiennes ; c'est alors que prend naissance *l'angine thermale,* très bien décrite par le Dr Mascarel, et qui peut s'accompagner de fièvre et de crachements de sang. Cette eau manifeste encore ses effets irritants sur la muqueuse digestive. En effet, quelques personnes ont de la peine à en supporter la présence dans l'estomac, et il faut en mitiger l'action en la coupant de lait, de sirops ; j'ajouterai de suite que les malades, qui avaient au début de la cure grand'peine à conserver dans leur estomac des doses même minimes, s'y accoutument assez rapidement. Du reste, on sait que la muqueuse stomacale est assez tolérante. Il n'en est pas tout à fait de même de la muqueuse intestinale. Les embarras intestinaux, les diarrhées sont d'une extrême fréquence au Mont-Dore, et il est remarquable qu'ils le soient encore d'avantage chez les personnes qui ne font usage ni de bains ni d'inhalations, c'est-à-dire qui ne transpirent pas. Je suppose que chez ces personnes l'eau reste plus longtemps dans le tube digestif et y amène une irritation plus durable. Il en est de même pour ces malades ignorants ou présomptueux qui s'imaginent en savoir plus long que le médecin, et boivent bien plus d'eau qu'il ne leur est prescrit. J'ai pu observer chez certains de ces malades indociles des accidents extrêmement graves de superpurgation, des cas de choléra sporadique. Il me semble que ces faits sont encore une preuve de l'irritation produite par l'eau sur les organes digestifs.

De ce qui précède, je crois pouvoir conclure que nos eaux ont *par contact* une action irritante des plus manifestes.

A quels principes minéraux est due cette action locale ? Je l'ignore. On a dit, et on peut dire que les petites bulles d'acide carbonique qui se produisent à la surface de la peau peuvent causer une partie de cette irritation. Mais cette explication ne peut suffire pour donner la raison de l'excitation produite par les gargarismes, les irrigations naso-pharyngiennes qui sont trop rapides pour que l'acide carbonique ait le temps de se dégager au contact des aspérités de la muqueuse.

Je désire maintenant attirer l'attention sur les effets physiologiques de l'eau du Mont-Dore une fois absorbée et en contact intime avec le sang et les tissus de l'organisme. Les malades ou les personnes bien portantes qui boivent cette eau en quantité suffisante, et n'éprouvent pas d'irritation intestinale trop vive, présentent une diminution très notable, considérable parfois, de toutes les sécrétions internes, surtout de celles de la muqueuse respiratoire, tandis que la sécrétion cutanée devient très abondante. C'est ce fait qui est utilisé surtout au Mont-Dore, encore aidé par l'action irritante et congestive de l'eau sur la peau, qui augmente les sécrétions cutanées.

Mais, de plus, ces personnes présentent les signes d'une modification importante dans la crase du sang. Il me semble hors de doute que nos buveurs voient augmenter très rapidement la richesse de leur sang. En effet, je parlerai plus tard de la faiblesse ressentie pendant deux jours, trois au plus, par certains malades au début du traitement; mais rapidement lui succède une énergie insolite; une vigueur nouvelle et inaccoutumée remplace la mollesse antérieure. Nos malades hémorrhoïdaires ou ceux qui n'ont que de la tendance aux hémorrhoïdes souffrent assez vivement de la congestion de leurs varices rectales, et perdent du sang sans réellement s'affaiblir eux-mêmes. Les anémiques deviennent plus robustes, leur pâleur fait place à une rougeur marquée, leurs palpitations diminuent, surtout leurs bruits de souffle vasculaire disparaissent, même en quelques jours. Les jeunes filles ou jeunes femmes aménorrhéiques voient leurs règles réapparaître ; celles qui sont simplement chlorotiques, au lieu d'un écoulement à peine rosé, ont une hémorrhagie réelle. Les jeunes gens sujets aux épistaxis en ont souvent, et ces légères hémorrhagies leur sont plutôt favorables. Mais il faut remarquer que ces congestions actives, indices d'un sang plus abondant et plus riche, qui, à la fin de la cure, prennent quelquefois un caractère trop accentué, ne se portent sur le poumon et la muqueuse bronchique que dans des cas tellement rares et exceptionnels qu'on peut sans crainte soigner au Mont-Dore les tuberculeux hémoptoïques, pourvu que le médecin y mette un peu d'art et de soin.

Ainsi l'eau du Mont-Dore absorbée provoque, en outre de l'effet spécial de l'éloignement du sang de la muqueuse broncho-pulmonaire, des effets indiquant une modification de la crase du sang dans le sens d'une augmentation de sa richesse. Pour prouver cette proposition d'une manière positivement exacte, mathématique, il faudrait faire sur quelques malades des numérations des hématies. Mais, en l'absence de ces preuves physiques, il me semble que les preuves cliniques ont bien leur valeur, et que les observations journalières que nous pouvons faire sur la disparition des signes d'anémie, de chlorose, l'apparition de certains phénomènes congestifs et plétoriques, peuvent nous permettre d'affirmer que les eaux du Mont-Dore ont un grand pouvoir hémopoïétique. Cet effet ne doit pas surprendre ; le fer, le manganèse qui entrent dans la composition de l'eau, sont des toniques par excellence, agissant directement sur les globules sanguins. L'arsenic lui-même est un reconstituant énergique, toutes les fois qu'il est introduit dans un organisme entaché d'herpétisme, et surtout qu'il est toléré par l'estomac qui l'ingère. Par conséquent, étant reconnu qu'une eau minérale prise à la source présente des conditions éminemment favorables à l'absorption et à l'action des matières médicamenteuses qu'elle renferme, on ne s'étonnera pas de voir l'action si rapide et si efficace de l'eau du Mont-Dore sur le sang de ceux qui la boivent.

Nous avons vu que le contact de l'eau était *irritant ;* l'action de sa vapeur, au contraire, est absolument *sédative*, et cet effet peut facilement s'expliquer. Le malade, surtout le malade dont le système nerveux est surexcité par la maladie, qui pénètre dans les salles des vapeurs, est un peu étourdi pendant les premières minutes. Cela s'explique par l'étrangeté de la situation, la vue de tous ces êtres humains se promenant, causant, s'agitant d'une manière fantastique dans un brouillard plus ou moins épais suivant la température de la salle et surtout la température extérieure ; cela s'explique aussi par un léger sentiment de crainte d'étouffer dans des vapeurs aussi denses. Mais, très rapidement, tout étonnement craintif disparaît, et il ne reste que la satisfaction d'une sensation de bien-être général et local; car la toux devient en quelques minutes facile, grasse, puis diminue et disparaît, l'expectoration s'exécute aisément; la respiration, plus ou moins gênée auparavant suivant la maladie dont souffre le patient, se fait avec aisance et largeur. J'ai vu des asthmatiques, transportés en plein accès dans nos salles, respirer au bout de cinq minutes aussi bien que toute autre personne. Enfin toute ardeur, toute sécheresse de gorge s'évanouit. Au bout de quelque temps, mais souvent aussi après plusieurs jours de traitement, la peau se couvre de sueur. Quand les séances se prolongent trop longtemps, la rougeur de la face, la céphalalgie surviennent ordinairement.

Tels sont les effets, je dirai presque de contact, de la vapeur avec les voies respiratoires et la peau. Mais ils ne sont pas les seuls, il en est d'autres dont le siège se trouve dans le système nerveux et le système musculaire général. Comme je les ai ressentis moi-même dans toute leur force, je puis les décrire avec détail; du reste, je les considère comme très importants.

Le malade transporté en chaise à porteurs de la salle des vapeurs jusque chez lui se couche dans un lit bien bassiné. Il éprouve de suite un grand calme et une chaleur modérée. Puis survient une sensation étrange, comme si un poids considérable cessait de peser sur la poitrine; les inspirations deviennent longues, profondes, lentes; il semble que les poumons se détendent, se déplissent avec une amplitude extraordinaire. Peu à peu cette sensation de bien-être, de facilité dans les actes intimes de l'organisme, descend dans l'abdomen qui devient mou, flasque même; puis la même sensation se répand le long des membres inférieurs et se manifeste sous la forme d'un très léger frisson local, qui marche centimètre par centimètre, laissant à sa place une chaleur douce à laquelle s'ajoute une moiteur plus ou moins accentuée. La marche de ces phénomènes de la poitrine aux pieds dure dix minutes environ. Alors les muscles entrent dans un état de repos torpide essentiellement réparateur; il semble que les membres ne pèsent plus, et cependant on hésite à les mouvoir, tant ce repos profond est agréable.

Lorsqu'on sort de son lit au bout d'une heure de séjour, il ne reste plus qu'une facilité notable de la respiration, une lassitude générale non douloureuse, une moiteur onctueuse de la peau.

Tout le monde ne ressent pas ces phénomènes avec autant d'intensité; mais chacun, à un moment donné de la cure, au bout de peu de jours, présente de la moiteur, respire largement, mais se sent faible; les malades nerveux, fatigués, expriment la sensation d'une mollesse générale qui rend leurs membres comme inhabiles à se mouvoir; quelquefois même le médecin peut constater des lipothymies, des étourdissements, avec une lenteur assez accentuée du pouls, symptômes d'anémie, même cérébrale. Ces phénomènes durent à peine deux jours, et se montrent chez un grand nombre de malades; je vais essayer d'en donner une explication. Je les ai ressentis moi-même dans toute leur force, j'ai constaté ce sentiment de nonchalance et de bien-être, la disparition complète de ce qu'on est convenu d'appeler le nervosisme, l'état nerveux. Il me semble que les vapeurs du Mont-Dore amènent une sédation complète du système nerveux, principalement du système sympathique. Non seulement tous les muscles à fibres striées se détendent, mais encore tous les organes qui renferment des fibres musculaires lisses et ordinairement contractées à un certain degré sous l'influence d'une excitation habituelle du système nerveux spécial de ces muscles lisses, entrent dans un état de relâchement, de parésie. Il semble que subitement les parois musculaires des vaisseaux perdent leur tonus, que leur calibre augmente passivement, et, comme un sang nouveau et vivifiant ne peut être formé par l'organisme avec autant de rapidité que se produit la dilatation du système vasculaire, il y a anémie ou tout au moins hydrémie. Telle est l'explication qu'une étude attentive des faits sur moi-même et sur les malades soumis à mon observation me permet d'avancer.

Quoi qu'il en soit, je désire retenir de ce qui précède la proposition suivante : les vapeurs des salles d'inhalation du Mont-Dore ont une action antispasmodique portant sur les muscles striés, plus encore peut-être sur les muscles lisses, par l'intermédiaire du système nerveux.

Cette *action sédative* peut recevoir plusieurs explications ; et d'abord, la vapeur d'eau ordinaire elle-même est sédative ; les bains de vapeur sont calmants et plutôt débilitants. L'action calmante de la vapeur d'eau sur les muqueuses pharyngée, laryngée, bronchique, est connue ; certains malades calment leurs quintes de toux en respirant de la vapeur d'eau bouillante. Mon père m'a raconté souvent que Trousseau lui avait fait part de quelques cas de malades dont il ne parvenait à diminuer la toux qu'en emplissant leur chambre de vapeur d'eau bouillante. La vapeur de nos salles pourrait donc procurer un certain calme à nos asthmatiques, même si elle n'était pas minéralisée. D'autre part, l'acide carbonique à dose modérée est un puissant calmant, et nos vapeurs contiennent toute la quantité de ce gaz que l'ébullition peut soustraire à l'eau ; plus lourd que l'atmosphère des salles, l'acide carbonique poussé d'abord dans les régions supérieures des chambres par le courant ascendant de la vapeur, descend ensuite graduellement. Sa présence en abondance dans les couches inférieures est facile à constater par les moyens chimiques ; même elle peut être reconnue grâce à quelques faits de l'ordre physiologique. J'ai observé une petite fille de trois ans qui se trouvait mal quand elle était débout dans les salles et n'éprouvait aucun malaise quand elle était élevée dans les bras de son père. J'ai vu un chien donner au bout de peu de temps les signes d'un malaise intense dans ces vapeurs. Ces faits prouvent aussi bien que les expériences chimiques la présence de l'acide carbonique en quantité suffisante pour agir même trop activement sur certains organismes placés dans les couches où il s'accumule, et cet acide peut et doit aider à la sédation du système musculaire, principalement de celui des bronches et des poumons avec lequel il est en contact plus immédiat. Enfin, les vapeurs arsenicales ou l'arsenic uni aux globules d'eau dispersés dans les vapeurs, peuvent avoir une influence sédative, l'arsenic manifestant chez la plupart des malades, notamment chez les asthmatiques, une action calmante. Ainsi, la vapeur d'eau, le gaz acide carbonique, l'arsenic peuvent expliquer l'action calmante de nos vapeurs.

Nous avons donc entre les mains, pour nous en servir contre l'asthme, névrose diathésique, une eau irritante par contact, excitant par absorption la transpiration et diminuant les sécrétions bronchiques en même temps qu'elle enrichit la crase du sang ; enfin, dont la vapeur possède un pouvoir sédatif principalement par contact, mais aussi par absorption par la muqueuse bronchique. On s'explique facilement alors comment le traitement primitif de Michel Bertrand amenait l'amélioration des asthmes humides, avec catarrhe considérable. La boisson, les bains chauds et hyperthermaux, les bains de pieds produisaient rapidement la sueur, puis la diminution de la sécrétion, par suite celle de la toux et de l'oppression, en même temps que le malade devenait plus vigoureux. Mais il ne pouvait en être de même pour les asthmatiques purement nerveux, secs, sans catarrhe. Chez ceux-là, l'irritation amenée par l'eau sur la peau, sur les extrémités des nerfs cutanés causait par irritation du centre bulbaire présidant à la respiration, des accès d'asthme qui décourageaient le médecin. Plus tard, les vapeurs amenant la sédation du système musculaire lisse des bronches, des muscles striés eux-mêmes, on put non seulement améliorer ou guérir les dyspnées asthmatiques, mais encore on put calmer assez le spasme musculaire pour risquer l'usage des bains. Cependant je prendrai la liberté d'insister sur ce point, c'est que les bains tempérés ou hyperthermaux ne conviennent pas à tous les asthmatiques, principalement aux asthmatiques nerveux, ces derniers étant plus surexcités par les bains qu'ils ne sont calmés par les vapeurs.

Jusqu'à présent je n'ai pas parlé des *douches*, et cependant j'ai l'habitude d'en donner à certains malades. M. Rotureau dans son traité *Des principales eaux minérales de l'Europe*, dit, en parlant de la manière de traiter les asthmatiques au Mont-Dore : « Les douches rachidiennes ne sont pas, à tort peut-être, habituellement mises en usage à ce poste hyperthermal. Les succès remarquables obtenus ailleurs en semblable circonstance attireront sans doute l'attention des habiles et savants praticiens qui exercent près de ces sources, et les engageront à employer un mode d'administration hydrominéral que n'exclut aucunement la durée des accès d'asthme les plus intenses et les plus effrayants ». Ces phrases me parurent une excellente invitation à user d'un moyen aussi simple, et je m'en servis fréquemment par la suite. Du reste, je vis au Mont-Dore que les douches de l'eau de nos sources sur le rachis faisaient partie des moyens employés par le Dr Lassallas qui s'était élevé le premier contre la pratique des bains tempérés, et même hyperthermaux, appliqués à tous les cas d'asthme. Il les remplaçait par des douches à la température des réservoirs, que nous ne pouvons modifier par suite de l'état trop primitif encore de notre outillage, c'est-à-dire à 37° environ; ou même par des douches de vapeur. J'ai vu dans ma clientèle des accès d'asthme violents coupés par des douches de vapeur dirigées dans le dos ou sur la poitrine même. En voici un exemple.

Observation I.

M. X..., 58 ans, libraire, habitant Paris, m'est adressé par mon ami le Dr Georges Homolle. Celui-ci me fait remarquer dans sa lettre que son client, après avoir eu des accès d'asthme classique pendant plusieurs années, présente maintenant une dyspnée emphysémateuse continuelle, aggravée à certains moments par des accès d'asthme plus rares qu'autrefois.

M. X... a eu des angines dans son enfance, une péritonite, dit-il, à vingt-cinq ans, et quelquefois des congestions hémorrhoïdaires. Il a eu son premier accès d'asthme à vingt-six ans; le second seulement quelques années après; mais il a été rapidement suivi d'autres.

Pendant ses accès le malade toussait peu, crachait à peine; mais la dyspnée était considérable. Peu à peu cet état s'est accompagné d'accidents nerveux, tels qu'agitation presque délirante et surexcitation cérébrale au moment des accès. Pendant les derniers hivers, les accès d'asthme ordinaires ont été en partie remplacés par des bronchites avec peu d'expectoration.

M. X... est petit, un peu maigre; la respiration est celle d'un emphysémateux. Le cœur ne présente aucun signe morbide. La sonorité à la percussion est augmentée sous les clavicules; le murmure vésiculaire est pour ainsi dire nul dans toute la hauteur des deux poumons. On entend quelques râles sonores disséminés.

Le malade commence son traitement le 27 juillet 1880 en buvant deux demi-verres d'eau, prenant un bain de pieds le soir, et restant le matin dans les salles de vapeurs trente minutes. Il doit chaque jour augmenter la boisson et le séjour dans les salles.

Le 30 juillet. Accès d'asthme la nuit, presque sans expectoration.

Le 4 août. Accès d'asthme toutes les nuits; fièvre, sécheresse de la peau. inappétence. Je commence les douches de vapeur sur le dos, de dix minutes, après lesquelles le malade ira passer une demi-heure dans les salles d'inhalation.

Le 8. Les crises nocturnes ont diminué beaucoup, mais reviennent encore toutes les nuits. La fièvre a disparu.

Le 14. Le malade a été complètement guéri de ses crises nocturnes après la huitième douche de vapeur. Il quitte demain le Mont-Dore.

M. X... revient au Mont-Dore le 25 juin 1881. Il me dit qu'il n'a pas eu une seule crise d'asthme jusqu'au mois de mai; il a souffert de son emphysème, quoique moins que les années précédentes, mais n'a pas eu de bronchite. Ce n'est que depuis un mois qu'il ne peut plus passer la nuit étendu sur le dos. La percussion révèle très nettement l'emphysème; on perçoit à l'auscultation quelques râles sonores disséminés. Je commence le traitement comme l'année précédente. Au bout de cinq jours, j'essaie une douche en arrosoir sur le rachis, elle est mal supportée. Je n'insiste pas, et le malade fait 21 jours de traitement sans prendre aucun bain ni aucune nouvelle douche. Il n'a eu aucune crise d'asthme.

Mon malade revient au Mont-Dore le 1er juillet 1882 ; il n'a eu l'hiver aucune bronchite, aucune crise d'asthme; l'emphysème a peut-être augmenté, et il y a un peu plus d'oppression habituelle, continuelle. A l'auscultation, le murmure vésiculaire est plus nul que jamais, et il y a quelques râles muqueux à la base du poumon droit. Le traitement consiste toujours en boisson, séances d'inhalation de trente à soixante minutes, et bains de pieds. Quoique M. X.... se soit enrhumé pendant la cure, il n'a pas eu de crise d'asthme.

Cette observation montre qu'on peut faire disparaître au Mont-Dore les phénomènes de dyspnée nerveuse, d'asthme vrai, tandis que l'emphysème persiste. Elle prouve encore que les douches de vapeur peuvent guérir les accès d'asthme qui surviennent pendant la cure ; c'est une ressource précieuse lorsque les malades ne peuvent employer l'iodure de potassium ou résistent à l'influence énergique de ce médicament. Quant aux douches d'eau minérale, M. Pierre Bertrand m'a dit que jamais il n'aurait appliqué à un asthmatique un mode d'action aussi excitant. Cependant elles m'ont paru faire beaucoup de bien à un grand nombre de malades, et certains qui ne peuvent supporter les bains reçoivent au contraire les douches avec plaisir. En voici un exemple :

Observation II.

M. X..., de Bar-le-Duc, m'est adressé par son fils, docteur en médecine, et le professeur Brouardel, le 1er août 1879. Il a 58 ans, et est asthmatique depuis dix-huit ans. Il a eu de l'urticaire dans sa jeunesse; à 28 ans une sciatique qui dura dix mois ; il est hémorrhoïdaire depuis huit ans. Cependant, ses accès d'asthme sont depuis deux ans beaucoup plus fréquents et plus longs. En plus des accès dyspnéiques, il présente une susceptibilité particulière des bronches à la congestion et à l'inflammation.

M. X... est un homme robuste, plutôt maigre ; il éprouve beaucoup de peine à dormir étendu ; il a continuellement un peu d'oppression, et les accès d'asthme sont très fréquents et se terminent par très peu d'expectoration. A la percussion, on obtient une sonorité exagérée sous les clavicules ; à l'auscultation on trouve aux deux sommets une respiration très sourde et faible ; plus on s'approche de la base, plus le murmure redevient normal. Le premier bruit du cœur à la pointe est un peu prolongé.

J'ordonne les eaux de la Madeleine à doses progressives, commençant par deux demi-verres pour atteindre trois verres par la suite, les bains de pieds et des séances d'inhalation d'abord de trente minutes, puis de quarante, cinquante et soixante. Le cinquième jour, je prescris des douches rachidiennes en arrosoir ; elles sont bien supportées. Le malade reste vingt jours au Mont-Dore et le quitte en bonne santé.

M. X... revient à cette station le 16 juin 1880 ; il me raconte qu'il a passé un bien meilleur hiver ; au lieu de rester pendant bien des nuits debout ou sur un fauteuil, il a pu se coucher tous les jours, sauf un seul. Mais si les accès paroxystiques ont disparu presque complètement, l'oppression continuelle de l'emphysème persiste et même s'est aggravée. En relation directe avec ce récit, je trouve dans la poitrine une respiration nulle presque partout, même à la base. Il est certain que l'emphysème est augmenté. Pour le combattre, je formule le traitement suivant : boisson à doses progressives de un à trois verres ; séances d'inhalation, bains de pieds, douches rachidiennes en arrosoir, mais, au bout de quelques jours, je prescrirai des bains.

Dans la nuit qui précède le début de la cure, le malade qui a pris froid en route, a la fièvre, une crise d'asthme, et je constate le lendemain une forte angine. Je remets le commencement du traitement à la guérison de cette angine, qui disparaît après deux jours d'un traitement approprié.

Le huitième jour du traitement, le malade étant dans un excellent état, je remplace les douches par des demi-bains à 34°, de quarante minutes. Au bout de 6 bains, la dyspnée survient la nuit, et reparaît chaque nuit jusqu'à la fin de la cure. Malgré ce désavantage, je persiste dans la pratique des bains, espérant ainsi modifier l'emphysème qui a fait de grands progrès depuis l'année dernière.

M. X... revient le 31 juillet 1881; il a eu l'hiver quelques accès d'asthme, courts, mais forts; le plus long a duré deux nuits et un jour. De plus, la dyspnée habituelle due à l'emphysème n'a pas diminué et les hémorrhoïdes n'ont pas flué. En somme, l'état n'a pas été satisfaisant. Je trouve à l'auscultation le murmure très sourd, beaucoup d'emphysème. Le premier bruit du cœur à la pointe est remplacé par un souffle râpeux. Malgré ce souffle de lésion mitrale, j'ordonne la boisson, les séances d'inhalation, les bains de pieds et des douches rachidiennes. La cure dura dix-huit jours; une seule nuit il y eut une crise asthmatique légère, mais les autres se passèrent sans oppression.

Je revois encore M. X... en juillet 1882; il est fatigué et très triste de la mort de son fils, qui avait eu lieu quelques mois auparavant. Malgré ce profond chagrin, il n'y a pas eu depuis la dernière cure un seul accès d'asthme, mais l'oppression de l'emphysème persiste toujours. Cette année encore je prescris des douches rachidiennes avec les séances d'inhalation, la boisson et les bains de pieds. M. X... ne reste que dix-sept jours au Mont-Dore. Il prit froid un jour et s'enrhuma, ce qui détermina une seule crise nocturne d'oppression.

On voit, dans cette observation continuée pendant quatre années, que l'asthme peut être amélioré presque jusqu'à guérison complète par les eaux du Mont-Dore, même lorsque le traitement est commencé plusieurs années après le début de la maladie, mais que l'emphysème ne cède pas dans ces conditions. De plus, on remarquera que l'asthme revint toutes les nuits à la fin de la cure de 1880, dans laquelle les bains remplaçaient les douches, et que le malade eut l'hiver suivant plusieurs accès, ce qui n'eut pas lieu à la suite des traitements pendant lesquels je n'administrai que des douches.

Cette influence nuisible des bains tempérés sur les

asthmatiques à catarrhe sec, je l'ai constatée cette année encore de la manière la plus nette chez une dame, dont voici l'observation.

Observation III.

Mme X.., âgée de 51 ans, habitant Paris, m'est adressée par le Dr Rotureau. Elle a eu autrefois des attaques d'hystérie qui étaient en rapport avec des ulcérations du col utérin. Elle a eu néanmoins plusieurs enfants. Il y a cinq ans, les époques sont devenues irrégulières, plus rares; il y eut quelques métrorrhagies; enfin, la ménopause s'est effectuée. Depuis ces cinq années, il y eut chaque hiver une ou deux bronchites très longues. L'hiver dernier, les bronchites furent séparées par des intervalles de bonne santé, troublés seulement par des crises d'asthme survenant principalement après les repas. Ces crises furent soulagées par des inhalations d'oxygène.

Je vois Mme X..., pour la première fois, le 19 juin 1882. Elle est très pâle et maigre. La respiration est courte ; il y a un peu de toux et d'expectoration muqueuse, surtout le matin. L'estomac est dyspeptique et l'intestin très susceptible. A la percussion, je trouve un son plns clair sous la clavicule droite. A l'auscultation, le murmure vésiculaire dans les fosses sus-épineuses est un peu sourd, emphysémateux et saccadé. Sous la clavicule droite il est rude. Je me demande, vu les signes du sommet droit, si la malade n'est pas tuberculeuse. Je prescris 2 demi-verres d'eau de la Madeleine, des séances d'inhalation de vingt-cinq à trente minutes, et des bains de pieds. Le quatrième jour, la malade perd connaissance dans les salles de vapeur. A partir de ce jour, elle a bien de la peine à y supporter un séjour de plus de vingt minutes, et, en rentrant chez elle, elle a de véritables crises d'hystérie.

Dans ces conditions, je ne voulus pas m'entêter dans ce mode de traitement et remplaçai les séances d'inhalation par des demi-bains de 30 minutes à 36°. Immédiatement parurent quelques fleurs blanches et des douleurs de reins provenant manifestement de l'utérus. Mais ces symptômes ne furent pas de longue durée, et au bout de 7 bains, la malade se trouvait en excellent état. Cependant, je constatai quelques râles sous-crépitants à la base du poumon droit. Deux jours après, après deux autres demi-bains, éclata une attaque d'asthme assez violente. Le décubitus dorsal était impossible, le sommeil également; l'expectoration etant presque absolument nulle, il s'agisssait bien de l'asthme sec. Il y avait des râles sonores disséminés dans les deux poumons. Je constatai une fièvre médiocre, peu de soif, une inappétence presque complète. Je traitai cet accès d'asthme par l'iodure de potassium et les antispasmodiques; il dura sept jours. Mme X.... partit alors à la campagne se reposer.

Je suis très porté à mettre cette crise d'asthme sur le compte des bains, et crois que la malade l'aurait évitée si elle avait pu supporter les vapeurs. Mais j'avais déjà vu une dame sujette à l'hystérie se ressentir de son mal dans les salles des vapeurs.

Si les bains tempérés semblent donner des accès d'asthme à certains malades, les bains du Pavillon, c'est-à-dire à 43° ou 44°, ne réussissent pas non plus à tout le monde. L'observation suivante en est une preuve.

Observation IV.

Miss X..., anglaise, âgée de 40 ans, arrive au Mont-Dore le 7 juillet 1880. Son père était goutteux; plusieurs de ses proches sont morts de tubercules. Elle était d'une santé délicate dans son enfance, mais s'est fortifiée depuis. Elle eut son premier accès d'asthme en 1876 pendant un rhume dû à un refroidissement contracté en hiver. Depuis, les accès se sont répétés de plus en plus fréquemment sous l'influence du froid humide. L'expectoration est presque nulle, il s'agit bien d'un asthme sec.

Miss X... est assez petite, mais d'apparence vigoureuse; la respiration est un peu courte. La percussion donne sous les clavicules une sonorité exagérée, mais dans le reste de la poitrine le son est normal. A l'auscultation la respiration est forte aux deux sommets, normale ailleurs, sauf quelques râles sibilants disséminés.

Le traitement consiste en deux demi-verres d'eau de la source Madeleine qu'on augmentera progressivement jusqu'à trois verres, en séances d'inhalation de 30 à 50 minutes, en bains de pieds de huit minutes.

Le quatrième jour, il n'y a aucune modification dans l'état de la santé, et la transpiration n'a pas paru. J'ajoute au traitement des douches rachidiennes en arrosoir de dix minutes. La transpiration paraît de suite.

Le huitième jour la respiration est bien plus large et facile, le murmure vésiculaire beaucoup plus doux.

Le quinzième jour l'état est excellent; la cure dura dix-huit jours.

Miss X... revient au Mont-Dore le 7 juillet 1881. Elle me dit qu'elle n'avait eu pendant l'hiver aucun accès d'asthme, mais avait ressenti seulement la nuit, de temps en temps, une légère oppression. L'expectoration était toujours très rare. Je constate que les signes d'emphysème perçus l'année précédente dans les deux poumons ont disparu à droite, où le murmure vésiculaire est normal. Mais ils ont persisté à gauche. Je prescris le même traitement que la première fois, il est troublé par un fort rhume qui ne s'accompagne d'aucune oppression. Cette seconde cure dure dix-sept jours.

Le 1er juillet 1882, Miss X... revient au Mont-Dore. Elle se plaint alors d'une oppression habituelle modérée, augmentant dans la marche en plan ascendant; mais elle n'avait eu qu'un seul accès d'asthme vrai, pendant une nuit; elle tousse et crache un peu le matin. La percussion et l'auscultation me démontrent l'existence d'un emphysème un peu plus accentué à gauche qu'à droite ; voyant que cette lésion s'aggravait, je tente de donner quelques bains. Je fais commencer le traitement comme les années précédentes; mais au bout de cinq jours je prescris des demi-bains de huit minutes à 43°. Je ne puis en donner plus de trois, car l'asthme reparaît la nuit qui suit le troisième bain et dure quelques nuits, modéré il est vrai, mais très net et empêchant absolument le sommeil. Lorsque cette crise fut terminée je donnai des douches à la place des bains; elles furent supportées très aisément et le traitement s'acheva le dix-huitième jour très heureusement.

Ces exemples prouvent que les bains, même les demi-bains, soit chauds, soit tempérés, ne réussissent pas à tous les asthmatiques secs, à ceux chez qui le catarrhe est rare, dont l'asthme est essentiellement nerveux. C'est aussi ce qu'avait observé et noté Michel Bertrand. Du reste, ne sachant pas encore que les bains qu'il prescrivait dans ces cas ne dépassaient pas cinq minutes, je donnais des bains de huit à dix minutes, qui sont trop longs.

Je citerai encore le fait suivant comme une preuve que le traitement par les bains hyperthermaux, quoique supporté par les malades, ne réussit pas toujours à les guérir, tandis que l'amélioration est beaucoup plus marquée quand les bains sont proscrits de la cure. Le malade qui fait le sujet de cette observation a fait deux ans de suite deux cures pendant lesquelles il prenait chaque jour un bain du Pavillon, puis allait dans les salles des vapeurs. L'amélioration bien réelle n'était cependant pas complète, car de nouveaux accès d'asthme étaient survenus pendant les hivers qui suivirent ces deux saisons.

Peu satisfait du résultat, ce malade vint me demander mes conseils à sa troisième cure; je constatai l'existence d'un peu d'emphysème dans les deux poumons, de quelques râles sibilants dans les bronches; l'asthme était plutôt sec, car l'expectoration était des moins abondantes, même à la fin des accès.

C'était un homme robuste, trapu, à tempérament sanguin. Je prescrivis un traitement consistant en trois et quatre verres d'eau, douches verticales rachidiennes, et séances d'inhalation d'une heure. La cure fut de dix-sept jours, et l'hiver suivant il n'y eut plus aucune crise d'asthme, aucun moment de dyspnée nerveuse. Mais le malade eut une colique hépatique. Il revint au Mont-Dore l'année suivante, et je dirigeai son traitement dans le même sens qu'auparavant.

Je ne veux pas laisser croire que je sois l'adversaire absolu des bains du Pavillon dans tous les cas d'asthme nerveux ; je ne les ordonne seulement que dans quelques cas spéciaux. Ces bains hyperthermaux sont un moyen héroïque ; mais leur énergie est presque de la violence, et leur emploi est non seulement délicat, mais dangereux. Sous prétexte que Michel Bertrand les employait de préférence, il ne faut pas les ordonner à tous les malades ; il vaut mieux suivre la pratique prudente des médecins du Mont-Dore rompus à la pratique difficile de leurs eaux, de M. Mascarel principalement, qui mettent une grande circonspection dans le choix des malades qu'ils jugent capables de supporter cette médication énergique, dans le nombre de bains qu'ils ordonnent, et dans leur durée qu'ils font aussi courte que possible.

Je donne ici l'observation d'un cas intéressant d'asthme nerveux, mais congestif, dans lequel les bains hyperthermaux eurent le plus heureux résultat.

Observation V.

M. de X..., âgé de 50 ans, m'est adressé par mon père en 1877. Il occupe dans l'administration des finances une haute position, et réside actuellement dans un grand port de mer. Il a toujours été d'une santé parfaitement bonne, sauf quelques atteintes très légères de sciatique qui lui viennent de son père, goutteux à un degré rare. Depuis trois hivers, M. de X... souffre depuis le mois d'octobre jusqu'au mois de mai de rhumes successifs séparés les uns des autres par de courts intervalles et d'une forme singulière. Ces rhumes consistent presque uniquement en quintes de toux de caractère convulsif, s'accompagnant d'une dyspnée passagère, mais violente, et suivies d'une expectoration très minime. Si M. de X... à bout de patience prend le chemin de fer, à trois lieues de la mer, toux et dyspnée disparaissent. Mais elles se reproduisent même dans le train dès le voisinage de la côte. De plus, depuis un an, un eczéma sec a envahi le pourtour de l'anus.

Mon père diagnostiqua un asthme à forme un peu spéciale, et ordonna les eaux du Mont-Dore à suivre pendant plusieurs années.

M. de X... est grand, robuste; sa figure est colorée, et son cou large, ses yeux légèrement injectés, un peu de couperose indiquent une tendance aux congestions de la tête. Son hygiène est celle de l'homme du monde aimant les exercices du corps, mais il est aussi un disciple empressé de Brillat-Savarin. Il est sujet à des transpirations habituelles. A la percussion, je ne constate rien d'anomal dans la poitrine, mais le foie déborde les côtes. A l'auscultation, je trouve en certains points des poumons une respiration un peu forte, mais en somme il n'y a actuellement ni emphysème ni catarrhe bien déclaré.

J'ordonne trois verres d'eau de la Madeleine, des séances d'inhalation, des bains de pieds.

Le troisième jour, j'ajoute au traitement une douche de vapeur dans le dos qui détermine une sueur profuse.

Le sixième jour, trois douches ont été administrées; les transpirations sont énormes, la tête est bien dégagée, la face est moins rouge, la respiration est facile, la toux a perdu son caractère spasmodique. Je donne encore deux douches.

Le neuvième jour, je remplace les douches par les demi-bains au Pavillon, de dix minutes. Ees sueurs disparaissent, l'eczéma anal augmente considérablement et des douleurs assez vives de sciatique se font sentir.

Au bout de cinq bains, je fais cesser la cure. La poitrine semble absolument saine.

L'hiver suivant, quoique habitant toujours au bord de la mer, M. de X... n'eut que deux accès d'asthme qui furent immédiatement arrêtés par des ventouses scarifiées appliquées d'après les indications de mon père.

Le malade revient au Mont-Dore en 1879 ; il est plus maigre, moins rouge, et respire facilement. Je ne trouve aucune lésion ni au cœur, ni dans les poumons, pas même de l'emphysème. Je prescris trois et quatre verres d'eau par jour, des séances d'inhalation, des bains de pieds, trois douches de vapeur dans les premiers jours, et ensuite des demi-bains au Pavillon. La cure s'achève sans aucun accident.

M. de X... revient encore au Mont-Dore en juin 1881. Il n'a eu un peu d'asthme que l'hiver précédent, mais il a maintenant des douleurs de sciatique fréquentes ; il ne peut se promener sur la plage sans ressentir des douleurs dans la cuisse droite. Du côté de la poitrine, il y a maintenant du catarrhe plutôt que de l'asthme, de la toux, de l'expectoration, peu ou pas de dyspnée. A l'examen, je trouve des râles sonores, principalement vers les bases, mais pas d'emphysème. Je prescris un traitement semblable aux précédents, et la cure se passe dans de bonnes conditions.

J'espère que cette observation prouvera que je sais ordonner les bains hyperthermaux, quand je les juge nécessaires. Dans le cas actuel, il était urgent de provoquer des transpirations assez abondantes pour diminuer les menaces de congestion vers la tête et la poitrine ; les douches de vapeur, qui ne peuvent jamais provoquer l'asthme, ont été employées les premières ; mais je les ai remplacées par les bains aussitôt que j'ai cru les poumons assez calmés, anesthésiés par les vapeurs, pour ne plus redouter l'effet irritant des bains. Du reste, cet effet irritant a été manifesté par l'aggravation considérable de l'eczéma.

Les bains peuvent être bons pour les asthmatiques porteurs de maladies de la peau. Chez ceux-là il peut se produire un balancement entre la dermatose et l'asthme. Si cette dernière affection diminue et disparaît à mesure que l'éruption cutanée augmente, alors il sera bon de donner des bains qui favoriseront la poussée sur la peau. Michel Bertrand rapporte le fait d'un homme de 40 ans qui guérit rapidement une dartre du bras avec des compresses d'acétate de plomb; trois jours après la guérison de cette dartre survint un premier accès d'asthme, qui fut rapidement suivi d'une grande quantité d'autres. Le traitement consista en boisson, bains et douches; il provoqua des sueurs profuses et dura seize jours; il fut suivi d'un plein succès, l'asthme fut guéri radicalement, mais la dartre reparut. Ces cas d'asthme consécutifs à la guérison d'une maladie de la peau doivent être soignés par les bains; mais ils sont encore assez rares chez l'adulte; on en voit des exemples plus fréquents chez les enfants.

Je désire, à la fin de cet opuscule, résumer ma pensée en quelques lignes. Je considère l'asthme comme une névrose diathésique du système respiratoire; le Mont-Dore offre à notre disposition, pour la combattre, une eau dont le contact est irritant, mais dont la vapeur est profondément calmante, et dont l'effet intime est d'augmenter la richesse du sang et de détourner sur la peau les processus morbides qui se développent dans l'appareil respiratoire. J'ajouterai que cette eau est arsenicale, que l'arsenic a une action spéciale sur toutes les dyspnées en général et sur l'asthme en particulier. Ces données une fois posées, il me semble facile d'expliquer l'action des eaux du Mont-Dore sur les asthmatiques: les vapeurs calment tous les spasmes du système respiratoire; la boisson agit directement sur l'élément dyspnéique par son arsenic, augmente les forces de l'organisme souvent débilité par la maladie, provoque la congestion de la peau, diminue les congestions pulmonaires; les bains trop irritants peuvent provoquer par action réflexe de violents accès; mais donnés avec précaution, très courts et en petit nombre, peuvent favoriser les éruptions cutanées et les transpirations; les douches rachidiennes ont les bons effets des bains sans avoir leurs inconvénients ; elles ont de plus une action directe sur la moelle épinière, qui est favorable à l'asthme; enfin les douches de vapeur calment le spasme, provoquent d'énormes transpirations et peuvent ainsi enrayer des accès même très violents.

Je terminerai en présentant quelques observations d'asthmatiques à forme sèche guéris au Mont-Dore.

Observation VI.

M. le Comte de X .. est ministre plénipotentiaire de Russie auprès d'une cour du Nord. Il a 65 ans, a toujours joui d'une bonne santé ; il était hémorrhoïdaire, et on l'a opéré de ses hémorrhoïdes il y a deux ans. Avant cette opération, il était sujet l'hiver à des rhumes plus ou moins accentués, mais depuis il a eu plusieurs petits accès d'asthme, et deux fort violents. Ceux-ci ont effrayé le malade par leur soudaineté, leur force, l'intensité de la dyspnée; mais heureusement ils n'ont duré que quelques heures.

M. de X... est un vieillard grand, sec, vigoureux, à cheveux blancs. Il ne tousse que le matin et expectore alors quelques mucosités sans importance. Ses digestions sont parfois un peu douloureuses et lentes. La percussion est normale; l'auscultation révèle quelques râles sous-crépitants à la base droite, et sonores à la base gauche. Malgré ces quelques signes de catarrhe, les accès d'asthme ne sont accompagnés ou suivis que d'une expectoration très minime.

J'ordonne l'eau en boisson à la dose de deux à trois verres, des séances d'inhalation de trente à soixante minutes, et des bains de pieds. Le cinquième jour, je commence l'usage des douches rachidiennes. M. de X... fait vingt-un jours de traitement pendant lesquels il prend seize douches sans le moindre accident.

Il revient l'année suivante (1881) au Mont-Dore; il n'a pas eu le moindre accès de dyspée, et n'a souffert que de rhumes insignifiants; mais il ressent souvent des bourdonnements d'oreilles. Je trouve encore dans la poitrine quelques râles humides. J'institue un traitement semblable à celui de l'année précédente. Le malade prit 15 douches et quitta le Mont-Dore, le vingtième jour du traitement. Il n'est pas revenu en 1882, comme nous étions convenus si l'asthme ne reparaissait pas.

Observation VII.

M. le Marquis de X... m'est adressé en 1881 par mon excellent maître, le Dr Gueneau de Mussy. M. de X... est Espagnol, âgé de 33 ans, et n'habite Paris que depuis cinq ans. Il a eu à 12 ans des coliques hépatiques qui ont été guéries par une cure à Vichy. Depuis il est migraineux, mais ses migraines disparaissent peu à peu sous l'influence du *gelsemium sempervirens*. Au mois de mars dernier, il fut pris d'accès de toux violents, paroxystiques, avec dyspnée et expectoration très rare à la fin de l'accès. Pendant les accès, on constatait de la congestion du pharynx; depuis le commencement de cette période d'accidents nouveaux, M. Gueneau de Mussy a noté une éruption papuloïde sur les téguments de la face, de l'adénopathie bronchique, et quelques traces d'emphysème. Ces accès d'asthme à forme un peu anormale ont cessé il y a un mois pour reparaître quinze jours après.

M. le Marquis de X... est un homme de petite taille, mais vigoureux. La figure porte les traces de l'éruption signalée par le Dr Gueneau de Mussy. La toux n'existe plus, l'oppression non plus. La percussion révèle une tonalité plus élevée dans la fosse sus-épineuse droite, et le murmure vésiculaire est plus obscur en ce point.

Je prescris l'eau en boisson à doses progressives, de deux demi-verres jusqu'à trois verres; des séances d'inhalation de trente minutes d'abord, et des bains de pieds. La transpiration ne s'établit que le cinquième jour. Le sixième, je commence l'usage des douches rachidiennes en arrosoir. La cure dura dix-huit jours, le malade reçut 12 douches ; il ne se produisit aucun accident.

Le Marquis de X... revint au Mont-Dore le 4 août 1882; il n'a eu dans tout l'hiver qu'un seul rhume très léger, sans le moindre accès d'asthme, la moindre crise de toux paroxystique; mais les migraines ont été plus fortes qu'auparavant, quoique peu nombreuses. A l'examen je trouvai encore le murmure vésiculaire plus sourd au sommet droit. Le traitement fut le même que l'année précédente, mais ne dura que dix-sept jours. A la fin de la cure le murmure vésiculaire était aussi fort à droite qu'à gauche.

Observation VIII.

M. X... est âgé de 40 ans ; il a dirigé une des principales officines de pharmacie de Paris; il m'est adressé en 1877 par le docteur Lancereaux et mon père.

Il souffre depuis douze ans d'accès d'asthme qui surviennent au moindre refroidissement; mais, ce qui accentue positivement la nature nerveuse des accès, c'est que ceux-ci surviennent inévitablement lorsque M. X... passe la nuit dans la maison de sa belle-mère à Montmorency. Il est porteur d'un eczéma chronique ; cette affection cutanée ayant fortement augmenté sous l'influence de quelques bains pris à Enghien, l'asthme ne reparut pas pendant plusieurs mois. Je noterai encore l'existence d'un coryza chronique de la narine gauche. Les fonctions digestives sont excellents.

M. X... est robuste, de constitution assez forte; la poitrine est largement développée; la respiration facile. Il y a le matin un peu de toux et d'expectoration. A la percussion, la sonorité est exagérée sous la clavicule gauche et dans la fosse sus-épineuse du même côté, quoique à un degré moindre. A l'auscultation le murmure vésiculaire est faible et sourd aux sommets, surtout à gauche. Je prescris: eau de la Madeleine de deux à trois verres, séances d'aspiration de trente minutes, augmentant peu à peu jusqu'à une heure; bains de pieds.

Le troisième jour, diarrhée.

Le sixième jour, fatigue et insomnie ; la diarrhée persiste.

Le neuvième jour, la diarrhée est arrêtée, les sueurs paraissent. La respiration est plus douce à gauche, la sonorité exagérée diminue. Je commence les douches rachidiennes le lendemain.

Le malade prend dix douches et fait une cure de vingt jours; la diarrhée reparaît les derniers jours.

M... X... revient au Mont-Dore en 1878; il a eu en septembre 1877 une bronchite avec un asthme assez fort pendant huit jours, mais l'hiver a été passé à Paris sans aucun rhume ni aucune oppression. Cependant le malade n'a jamais osé coucher à la campagne. Depuis huit jours, il souffre d'un rhume sans dyspnée. Il y a cependant des râles sibilants et ronflants dans le poumon gauche. Le traitement est le même que l'année précédente; mais je commence les douches le sixième jour. La cure dure vingt jours sans le moindre accident.

En 1879, M. X... revient au Mont-Dore. Il est tellement bien guéri de son asthme qu'il peut passer les nuits à Montmorency sans le moindre malaise; il n'a pas eu le moindre rhume l'hiver précédent. A la percussion on trouve encore une résonnance un peu forte sous la clavicule gauche; à l'auscultation le murmure vésiculaire est légèrement sourd et emphysémateux. Le traitement est le même et toujours bien supporté.

M. X... revient encore en 1881, parce qu'il s'est enrhumé plusieurs fois dans le courant de l'hiver précédent; il y a eu un peu d'oppression, mais pas d'asthme à proprement parler. Je constate un peu de catarrhe chronique du pharynx, un eczéma scrotal, mais pas la moindre anomalie dans la poitrine. Je commence cette année les douches dès le premier jour du traitement; la cure dure 18 jours sans aucun accident.

Paris. — Imp. A. Parent, A. Davy, successeur,
52, rue Madame et rue M.-le-Prince, 14.

www.ingramcontent.com/pod-product-compliance
Ingram Content Group UK Ltd.
Pitfield, Milton Keynes, MK11 3LW, UK
UKHW020412220726
13923UKWH00004B/1899

9 782019 650612